ÉTUDE
SUR LES EAUX MINÉRALES
DE
FARETTE

près Albertville (Savoie)

(Altitude 1040 mètres)

EAUX MINÉRALES, NATURELLES, FROIDES,

ARSENICALES, FERRUGINEUSES,

AMMONIACALES, BICARBONATÉES, SODIQUES,

CALCIQUES & MAGNÉSIENNES

PAR FEU LE DOCTEUR A. TRÉSAL, *D. M. T.*

Médecin aux Thermes de Brides et de Salins

PARIS

22, *rue du Quatre Septembre*, 22

1888

ÉTUDE

SUR LES EAUX MINÉRALES

DE

FARETTE

ÉTUDE
SUR LES EAUX MINÉRALES
DE
FARETTE

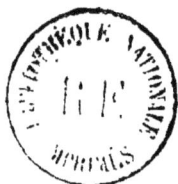

près Albertville (Savoie)

(Altitude 1040 mètres)

EAUX MINÉRALES, NATURELLES, FROIDES,

ARSENICALES, FERRUGINEUSES

AMMONIACALES, BICARBONATÉES, SODIQUES,

CALCIQUES & MAGNÉSIENNES

PAR FEU LE DOCTEUR A. TRÉSAL, *D. M. T.*

Médecin aux Thermes de Brides et de Salins

PARIS
22, *rue du Quatre Septembre,* 22
1888

ÉTUDE

SUR LES EAUX MINÉRALES

DE

FARETTE

L'arsenic et le **fer** sont incontestablement les deux plus puissants agents de la thérapeutique des anémies et d'un grand nombre d'états cachectiques ; aussi n'est-il pas de préparations qui n'aient été expérimentées pour en faciliter l'application pratique, en prévenant l'action irritante et nocive que ces médicaments exercent quelquefois sur les voies digestives.

A côté de ces formules artificiellement variées, il en est de naturelles, beaucoup plus puissantes et d'une innocuité complète lorsqu'elles sont sagement employées : ce sont les **eaux minérales arsenicales et ferrugineuses**. La variété et la richesse des principes minéralisateurs qui se combinent avec ces deux agents capitaux en font un tout homogène, un remède spécial, qui ne pourra jamais être avantageusement remplacé par les préparations pharmaceutiques les plus parfaites.

Mais, bien que **l'arsenic** et le **fer** se trouvent dans la plupart des eaux thermales, ou même simplement minérales, leur dosage, leur mode de combinaison intime ne permettent pas toujours d'employer ces eaux spécialement comme arsenico-ferrugineuses, car l'arsenic et le fer y paraissent plutôt jouer le rôle d'adjuvants que de principes basiques.

Les eaux arsenicales et ferrugineuses proprement dites sont très peu répandues dans la nature. Un heureux hasard vient d'en faire découvrir une dans la Savoie, qui compte déjà des eaux de premier ordre : Aix-les-Bains, la Bauche, Brides, la Caille, Challes, Salins, etc.

§

En face d'Albertville, au-dessus de Conflans, une suite de plateaux formant comme autant de gigantesques gradins conduisent à la source de FARETTE, dite la Rossa (nom patois qui signifie la Rouge). Ce nom lui a été donné par les paysans à cause des dépôts ferrugineux qu'on remarque en grande quantité vers les deux griffons de captation.

Il existe, en effet, deux sources assez voisines l'une de l'autre : l'une plus chargée de principes minéralisateurs actifs, l'autre moins minéralisée, comme on peut s'en convaincre en comparant l'analyse des deux dépôts. Il sera donc facile de faire le choix le plus judicieux soit pour l'usage hygiénique, soit pour l'emploi médical.

De ce point, on jouit du plus splendide panorama alpestre qu'il soit possible de rêver. L'œil plonge sur les vallées du Graisivaudan, d'Ugines et de la Tarentaise, avec un horizon de montagnes aux aspects les plus variés, pour former le cadre de ce paysage que je conseille aux touristes de visiter, quoique et surtout parce qu'il ne figure pas dans leur Joanne officiel.

Il ne sera peut-être pas hors de propos de raconter, en quelques mots, la manière peu scientifique dont la source de **FARETTE** a été découverte.

Le bétail du propriétaire prenait, au bout de peu de temps, un poil lustré, un œil vif, des allures dégagées que ne présentait pas le bétail des écuries plus éloignées, quoiqu'il fût nourri de la même manière.

Ce fait, insignifiant pour tout autre qu'un observateur, frappa le précepteur des Princes de la maison de Savoie, M. l'abbé Lanchet, de regrettée mémoire.

Une analyse qualitative fut faite vers 1855, et révéla la présence de **l'arsenic** et **du fer**, spécialement dans les dépôts ocracés qui s'accumulent vers la chute des filets d'eau. Admises la même année à l'exposition de Turin avec cette note peu encourageante « non exploitées », elles seraient restées longtemps encore inconnues, si notre ami, M. l'ingénieur Henri Perrier de la Bathie, ne nous eût signalé leur existence.

Nous priâmes alors M. Calloud, l'éminent analyste de Chambéry, de nous en faire le dosage.

Voici les résultats de son analyse :

Bicarbonate de chaux.	
— de magnésie.	0,305
— de soude et de potasse	
Bicarbonate et crénate de fer et d'ammoniaque	0,035
Sulfate de chaux	très peu
Chlorure de sodium	très peu
Arsenic	traces
	0,340

Boues ocracées très arsenicales et contenant par gramme à l'état humide 0,010 d'arsenic environ.

L'eau conservée en bouteille dépose à la longue une notable quantité de glairine.

Nous nous adressâmes ensuite à l'École des Mines de Paris qui, avec l'obligeance qu'on lui connaît, s'empressa de soumettre nos échantillons à une analyse complète. Nous reproduisons ici l'extrait qu'elle nous en a délivré :

Eau pure

ON A DOSÉ PAR LITRE

		Report	0,237
Acide carbonique		Chaux	0,050
— sulfurique	0,212	Magnésie	0,005
— chlorhydrique		Potasse	0,012
— arsénique		Soude	0,028
Silice	0,015	Matières organiques	0,040
Peroxyde de fer	0,010		
A reporter	0,237		0,372

Dépôts laissés par l'Eau à sa sortie de la Source

ON A DOSÉ SUR 100 PARTIES

	DÉPOT N° 1	DÉPOT N° 2
Argile	53,00	60,32
Peroxyde de fer	38,66	30,33
Chaux	2,00	4,00
Magnésie	0,50	0,66
Alcali	traces	traces
Acide sulfurique	traces	0,20
— phosphorique	0,03	0,18
— arsénique	2,33	1,33
— carbonique et matières organiques	2,55	2,94
	99,07	99,96

Ces eaux, mises en bouteilles et bouchées à la main, sans machine, n'ont été analysées que dix-huit mois après, aussi devaient-elles avoir perdu de leur valeur.

Il reste à faire l'analyse sur les lieux, qui certainement donnera des résultats plus remarquables encore. Mais des deux analyses qui précèdent et qui concordent entre elles d'une manière si frappante, nous pouvons déjà tirer des conclusions physiologiques et thérapeutiques de la plus haute importance.

Nulle source ne peut être comparée à celle de **FARETTE.**

Ses eaux sont uniques dans la nomenclature des eaux connues.

La richesse de leur composition les rend inappréciables au double point de vue de la thérapeutique et de l'hygiène.

§

En effet, étudions rapidement l'action des principaux agents qu'elles contiennent.

L'arsenic ralentit à la fois la désintégration organique et les combustions, il fixe ainsi les éléments nutritifs dans l'économie ; c'est ce qui explique l'embonpoint, l'aspect florissant des individus qui, dans quelques circonstances, en font un usage habituel. C'est le régulateur, l'excitant vital des systèmes respiratoire et circulatoire : aussi est-il toujours avantageusement conseillé dans les innombrables affections qui y sont liées.

Enfin le rôle antiparasitaire de l'arsenic et de

ses composés est appelé à devenir de plus en plus important, au fur et à mesure que les doctrines microbiennes prendront plus d'essor.

C'est un microbicide doué d'une puissante action sur la nutrition élémentaire.

Le **fer** a sur l'économie l'action la plus reconstituante.

Chacune des étapes progressives de la civilisation a malheureusement pour corollaire un abaissement dans la force vitale des individus. L'anémie est la caractéristique de la pathologie actuelle. Il est peu d'états morbides dans lesquels elle n'intervienne, soit à titre de cause, soit comme élément secondaire ou consécutif. Si elle n'est pas toujours semblable à elle-même, si la différence pathogénique est grande entre la chlorose de la jeune fille, l'anémie de la ménopause, les anémies d'origine nerveuse ou encore les anémies de dénutrition, toujours est-il que le fer constitue partout et presque toujours son remède spécifique.

L'emploi du fer, surtout sous forme d'eau minérale naturelle, est donc un des plus puissants moyens de reconstitution organique dont dispose actuellement la thérapeutique. On pourrait appliquer à cet agent ce que Sydenham disait de l'opium: *Sine ferro, medicus esse non vellem.* C'est-à-dire sans le fer je ne voudrais pas être médecin.

Et à côté du fer, quand il s'agit de modérer une destruction trop active, l'arsenic intervient avec une puissance d'action que nul ne songe à contester.

Que dire, enfin, de **l'acide phosphorique**? Le phosphore n'est-il pas le régulateur et l'élément par excellence du système nerveux? C'est avec son aide que se reconstituent les lécithines que le travail intellectuel consomme pendant ses périodes d'activité.

Excitant vital incomparable, cet agent énergique, si difficile à manier, se trouve dans bien peu d'eaux minérales. Celles de **FARETTE** en contiennent une notable quantité dans les dépôts et, à ce titre, elles méritent une mention spéciale et une place tout à fait à part dans les classifications hydrologiques.

Quant aux **principes salins** qu'elles contiennent, ils agissent, tout le monde le sait, à la manière des défervescents; ils stimulent en outre les sécrétions biliaire, gastrique et pancréatique, et facilitent ainsi l'action des agents héroïques que nous venons de passer sommairement en revue, et la digestion physiologique des aliments.

§

On prescrira donc toujours ces eaux avec succès dans les cas suivants :

1° Dans la **chlorose des jeunes filles** et dans la **chlorose d'involution de la ménopause**.

2° Dans l'**appauvrissement du sang** (anémie) provenant :

de **pertes de sang** considérables ou habituelles par suite d'affaiblissement général de la circulation veineuse;

B d'abus d'alcool sous quelque forme que ce
   soit;

C de **syphilis invétérée** et mal soignée;

D de **mercurialisme, iodisme, affections quini-
   ques,** etc.

E de **longues maladies** comme les **fièvres** sui-
   vies de convalescences difficiles;

F enfin de toute **dénutrition exagérée.**

3° Dans les **névroses** de toute nature dont les
causes sont souvent inconnues, ou dépendent d'une
affection psychique, et qui font le désespoir du
praticien et du malade.

4° Dans les **lésions** suivantes **des voies digestives:**
**gastrites, gastralgies, flatuosités, constipation et diar-
rhée.** Ce dernier rapprochement pourra sembler
bizarre, et cependant ces deux symptômes peuvent
s'associer ou mieux se succéder dans nombre d'affections des voies digestives, quand l'atonie intestinale favorise le séjour des matières qui exercent se-
condairement sur la muqueuse une action irritante.

5° Dans l'immense cortège des **maladies du système hémorrhoïdaire,** depuis le simple embarras de
la circulation abdominale jusqu'aux plus graves
désordres organiques **des intestins, du foie;** dans les
troubles du côté **du cœur, des voies respiratoires;**
dans les **céphalées chroniques** souvent intolérables.

6° Dans les **affections du système circulatoire ar-
tériel.** On sait avec quelle difficulté sont tolérées
la plupart des préparations arsenicales dans ces
lésions si graves. Ici encore les eaux de **FARETTE**

agissent rapidement et sans fatiguer le malade, en opérant une heureuse modification soit dans les tissus, soit dans l'innervation, soit enfin en modifiant peut-être la composition moléculaire intime du sang.

7° Dans toutes les **maladies des voies respiratoires,** à l'état chronique. Nous n'insisterons pas sur ce fait. Il est tellement reconnu que l'arsenic à faible dose agit heureusement et puissamment sur le poumon, que bien des personnes en font un usage habituel lorsqu'elles doivent exécuter des marches pénibles dans les montagnes. Ce fait avait été depuis longtemps constaté dans les montagnes de la Styrie.

Ainsi on les prescrira toujours avantageusement dans l'asthme, la **bronchorrée**, la **pleurite chronique**, la **dyspnée** habituelle, la **phtisie** à tous ses degrés.

8° Dans les **affections spasmodiques et catarrhales de la vessie**, genre d'affections spéciales auquel elles me semblent convenir, car elles provoquent, ainsi que j'ai pu m'en assurer par mon expérience personnelle, une hypersécrétion urinaire vraiment étonnante, au bout de deux ou trois jours seulement, et diminuent la transpiration générale, en rétablissant probablement un équilibre entre ces deux émonctoires du système circulatoire.

9° Dans les **cachexies paludéennes**, comme fébrifuge spécifique et dans toutes les **cachexies** en général.

10° Dans les **affections herpétiques** chroniques et rebelles.

11° Dans les **engorgements viscéraux,** dans les **albuminuries** d'origine hématique.

Enfin elles seront un puissant **adjuvant** du traitement par les **eaux salines thermales** et les **eaux de mer** dans les affections si nombreuses du système lymphatique.

§

Après les applications thérapeutiques si variées des eaux de **FARETTE,** il nous reste à en signaler les **applications hygiéniques.**

Ici encore elles offrent un large champ à l'étude et elles sont certainement appelées à entrer dans la consommation usuelle pour une proportion qui, dans quelques années, dépassera toute attente.

En effet, par leurs **principes bicarbonatés, arsenicaux** et **ferrugineux,** elles répondent à toutes les indications des meilleures eaux de table. L'acide carbonique, qui maintient ces corps à l'état de composition uniforme et de dissolution parfaite, en assure la conservation pour longtemps : au bout de deux années, j'ai débouché des bouteilles qui n'avaient rien perdu de leur limpidité.

Elles sont **toniques,** puissamment **digestives** et **reconstituantes,** et on peut les faire boire même sans addition de vin; la digestion n'en est nullement interrompue.

Il me reste à signaler une dernière propriété des eaux de **FARETTE,** et ce n'est pas celle qui sera la moins appréciée, surtout par le beau sexe, qui se chargera de les faire connaître quand on aura constaté les résultats obtenus en peu de temps par leur usage : je veux parler de la **beauté du teint.** Bien mieux que toutes les eaux, que toutes les poudres, que toutes les pâtes, ces eaux remarquables donnent du **coloris** et de la **fraîcheur** aux personnes qui les auraient perdus. J'ai déjà une foule d'observations à cet égard et l'avenir ne fera que confirmer ce que le passé, un passé bien court encore, nous a enseigné.

§

Telles sont, sommairement, les propriétés extra-ordinaires de cet agent polychreste par excellence ; le champ est vaste et riche, la moisson sera abondante.

Trouver un remède nouveau vraiment utile, le propager, le vulgariser, c'est rendre un service immense à l'humanité, surtout lorsque cet agent répond précisément aux besoins de son époque.

Et quand est-ce que les reconstituants ont été plus nécessaires que dans les tristes jours que nous traversons ? Où sont les maladies franchement inflammatoires ? A quoi sert la lancette maintenant, sinon à ouvrir des abcès ?

La pathologie évolue dans l'anémie et les névroses ; eh bien ! la thérapeutique doit la suivre avec les toniques, les remèdes de fond dont l'action lente, mais sûre, va saisir le mal dans ses origines les plus obscures pour en détruire les effets par un travail patient et continu.

Or, quels sont les agents les plus éprouvés de cette médication des cachexies, sinon les eaux mi-

nérales naturelles? Toujours identiques, toujours
faciles à doser, généralement douées d'une saveur
peu désagréable, elles répondent à toutes les indications et à toutes les exigences de la médecine.

Aussi, avoir révélé l'existence des eaux de **FA-
RETTE** dont l'organisation minérale est si singu-
lière, c'est leur assigner désormais une place assurée dans la thérapeutique et dans la nomenclature
des eaux reconstituantes. C'est à nos confrères que
nous faisons un chaleureux appel pour qu'ils s'as-
surent par eux-mêmes de la vérité de nos assertions.

Et qu'ils ne s'inquiètent pas du faible dosage de
ces eaux : ils savent bien que dans les affections
qui ont attaqué et miné lentement et profondément
les sources de la vie, ce sont les doses les plus faibles qui doivent être consultées tout d'abord. Ce
n'est que progressivement que l'organisme vivifié
devient apte à supporter les agents plus énergi-
ques et plus fortement minéralisés, et alors encore
l'augmentation de la dose journalière répond à
l'indication nouvelle.

En effet, que signifient les doses massives? Une
grande partie en est éliminée par la peau, les urines, la respiration, les déjections, par un travail
nuisible à l'économie. Il n'y a, dans la dose d'un
remède, qu'une certaine quantité vraiment utile :
c'est celle qui est absorbée comme agent modifica-
teur, le reste est une surcharge qui fatigue souvent
l'organisme par l'effort que celui-ci est obligé de
faire pour l'éliminer.

Nous Français, nous ne devons pas suivre les errements du nébulosisme germanique, mais nous ne devons pas non plus rétrograder vers les tristes jours de la médecine noire. Nous ne devons plus apprécier un remède seulement par son poids et sa saveur, mais par ses effets physiologiques et thérapeutiques.

Ils sont passés les jours où l'on administrait à un pauvre anémique assez de fer pour forger un rail.

Nous le répétons, les doses massives fatiguent et elles aggravent souvent le mal qu'elles ont la prétention de combattre. Si l'on veut obtenir de brillants résultats curatifs dans les affections chroniques, c'est aux faibles doses, continuées longuement, qu'il faut s'adresser, après avoir préparé convenablement le système d'assimilation.

Prenons pour exemple le fer, auquel nous venons de faire allusion.

Les pilules ferrugineuses contiennent ordinairement 10 centigrammes de sel, et on les prescrit à dose progressive depuis 2 jusqu'à 8, c'est-à-dire 20 à 80 centigrammes. Il faut deux mois de traitement accompagné de dyspepsie, de constipation, pour obtenir....... une rechute au bout de huit mois.

L'eau de la Bauche, celle d'Orezza n'en contiennent l'une que 17 centigrammes et l'autre que 128 milligrammes par litre, et cependant leur action est beaucoup plus rapide et plus persistante,

2

et on peut en continuer impunément l'usage pendant plusieurs mois.

Il en est de même des Eaux de **FARETTE.** On objecte contre leur utilité pratique précisément ce qui en fait le mérite indéniable : leur faible minéralisation et leur complète insapidité.

Ces deux qualités les rendent inappréciables au point de vue thérapeutique : les enfants, les vieillards, les personnes débilitées au plus haut point peuvent les supporter, et l'usage peut en être, sans inconvénient, continué pendant cinq ou six mois.

Quant à l'absence totale de goût médicamenteux, il faut vraiment être de la famille de ces pauvres malades qui s'imaginent qu'un remède n'est pas un remède s'il n'est dégoûtant, pour oser seulement soulever cette ridicule objection. L'action d'un agent médical prouve son efficacité bien plus que toutes les analyses; qu'on veuille bien lire les observations que nous apportons à l'appui de nos assertions, et on se convaincra que nous n'avons nullement exagéré les admirables propriétés des Eaux qui font le sujet de cette monographie.

Elles s'adressent spécialement aux affections chroniques qui ont miné profondément l'organisme : **dyspepsies** de toute nature ; anémies, quelles qu'en soient les causes, ainsi que nous l'avons exposé plus haut.

On devra, dans ces cas, en continuer l'usage pendant plusieurs mois, surtout dans les **affections sy-**

philitiques tertiaires qu'elles modifient incontestablement.

La dose journalière variera nécessairement suivant les âges, les maladies et les idiosyncrasies. En général cependant, on peut admettre un litre comme terme moyen. C'est au médecin, du reste, et au malade à en juger.

On les prend à volonté dans la journée, soit aux repas mêlées avec du vin, soit pures. Ce traitement ne change en rien les habitudes des personnes qui le suivent.

Généralement on pourra commencer par une demi-bouteille, et aller jusqu'à une bouteille et même une bouteille et demie.

On parle trop souvent de revanche; mais pour marcher dans les rudes sentiers de la revanche, il faut des hommes forts, durement trempés, et non des numéros d'hôpital. Une génération étiolée ne peut porter haut et ferme le drapeau sacré de la patrie; dans ses débiles mains il ressemble plus à un suaire qu'à un étendard. Eh bien! redevenons hommes, faisons-nous une constitution nouvelle, et lorsque nous aurons retrouvé notre antique vigueur, lorsqu'un sang rouge et chaud battra plus ardent dans nos poitrines, ensemençons le champ de l'avenir, et rappelons-nous alors ce mot de Voltaire, dont j'adoucis à dessein la crudité : « Les eunuques n'ont jamais fait de tragédies. »

OBSERVATIONS

Nous publions ici, à la suite de notre étude sur les eaux de **FARETTE**, la série des OBSERVATIONS médicales qui nous ont été communiquées par plusieurs honorables confrères; quant à nos observations personnelles nous avons jugé convenable d'en être très sobre. On comprendra facilement, nous l'espérons, le motif de cette réserve, dans une époque où les découvertes scientifiques sont presque obligées de s'incliner devant la réclame, si elles veulent obtenir le droit à l'eau et au feu.

Seulement nous sommes heureux de constater que nos prévisions ont été sanctionnées par l'expérience clinique.

Mon cher Trésal,

1· Observation   Tu me demandes mes notes sur les Eaux de FARETTE dont tu t'occupes d'une manière spéciale. Je pourrais te citer différents cas de guérison qui me sont parfaitement présents à la mémoire; j'en choisis un, le plus frappant et des premiers que j'ai observés : c'est le type fondamental des autres, comme étude pathologique et comme effets curatifs.

Mme....., 36 ans, tempérament sanguin nerveux, à la suite d'une grossesse traversée à la fin par une pleurésie qui avait laissé une grande susceptibilité pulmonaire, fut

prise, vers le commencement d'avril d'une bronchite fébrile que je soignai par le repos, la diète, les bé-
chiques, évitant avec soin les débilitants pour ne pas
compliquer l'affection de poitrine, chez une personne
épuisée par une gestation laborieuse et par une mastoïte
consécutive qui l'avait obligée à interrompre l'allaite-
ment.

Elle n'en fut pas moins atteinte, après deux semaines
de vomissements fréquents, d'inappétence complète, d'es-
soufflements, de toux férine, d'amaigrissement, d'une
véritable consomption qui faisait craindre pour ses jours.
C'est dans ces graves conditions, et lorsque vingt remèdes divers avaient échoué, que je mis cette dame à l'usage
de l'eau arsenico-ferrugineuse de FARETTE, dont tu m'a-
vais vanté les propriétés reconstituantes et anticachec-
tiques, à la dose d'un litre par jour.

Le résultat fut merveilleux : — en moins de huit jours
les symptômes alarmants avaient disparu, l'appétit reve-
nait rapidement, et, avec lui, les couleurs, l'embonpoint,
l'espoir, la gaieté, la vie en un mot; une jeune mère était
rendue à sa famille et à ses enfants par l'influence bien-
faisante et incontestable de l'Eau de FARETTE.

Voilà, cher ami, une histoire qui n'est pas un conte
et qui pourrait être attestée et signée par l'ex-malade,
son mari, sa mère et ses sœurs, étonnés et enchantés
d'une cure si belle et si rapide.

Bien à toi,

DUCREST, D.-M.

Voici trois observations également remarquables que nous devons à l'obligeance de notre ho-
norable confrère M. le Dr Vercin, de la Maison
centrale d'Albertville. Nous regrettons vivement
que les limites que nous nous sommes imposées
dans ce travail ne nous permettent pas de les don-
ner *in extenso,* mais nous n'avons rien omis d'es-

sentiel dans leur rédaction si précise et si caractéristique :

Monsieur et très honoré Confrère,

2ᵉ Observation Guidé par l'excellent travail que vous avez fait parai-
tre, il y a une année, sur les Eaux arsenico-ferrugineuses
de FARETTE, j'ai voulu les expérimenter et juger de leur
valeur thérapeutique, en les employant dans le traitement
de quelques maladies rebelles.

Je me fais un plaisir aujourd'hui de vous communi-
quer les observations les plus intéressantes que j'ai re-
cueillies avec une rigoureuse exactitude :

R....., 48 ans, tempérament nervo-sanguin. Syphilis
constitutionnelle invétérée et rebelle à tous les traitements les plus rationnels, dont voici les symptômes :

Douleurs ostéoscopes très vives, nombreuses tumeurs
gommeuses sur le front, dents ébranlées, ulcères en-
flammés aux jambes, digestions lentes et pénibles, inappétence, dysurie, ténesme habituel, insomnie, marche
chancelante qui l'oblige à se servir de béquilles, fièvre
habituelle, moral abattu.

Après avoir employé longtemps et sans succès les préparations de salsepareille, iodiques et mercurielles, je
mis le malade à l'usage simple de l'Eau de FARETTE.

Au bout de huit semaines, les ulcères étaient cicatrisés,
la mastication facile, les digestions régulières, les urines
et les selles normales. Surpris de ce succès inattendu,
le malade continua l'usage des Eaux, et, au bout de six
mois, les tumeurs gommeuses s'étaient résolues, la fièvre
était tombée, le sommeil et l'appétit étaient excellents,
il put poser ses béquilles et la marche redevint assurée.

3ᵉ Observation T....., 35 ans, tempérament lymphatico-nerveux. Syphilis constitutionnelle invétérée. État actuel du malade :
gonorrhée aigüe, pustules papuleuses spécifiques sur le
dos du nez et à la face qui est, en outre, le siège d'une
croûte énorme d'un aspect sordide, ulcères larges et à
pic à la gorge, au cuir chevelu et sur la cuisse gauche,

inappétence, digestion très laborieuse, moral triste et inquiet.

Encouragé par le succès que j'avais obtenu dans le cas précédent, je n'hésitai pas à prescrire les Eaux de FARETTE, toujours à la dose de trois litres par jour, un régime tonique et quelques pilules d'iodure de potassium. Le premier mois de traitement n'amena aucune amélioration ; mais vers le second, je vis avec satisfaction l'état du malade s'amender rapidement : la blennorrhagie diminua, les urines devinrent plus faciles et moins douloureuses, l'appétit et les digestions se rétablirent, et au bout de cinq mois tous ces symptômes avaient fait place à une santé florissante.

Je dois ajouter que je n'ai pas tenu note exacte des divers autres cas de dyspepsie, d'anémie et de chlorose dans lesquels les Eaux de FARETTE ont joué un rôle thérapeutique vraiment remarquable.

Le Médecin de la Maison Centrale,

Dr VERCIN.

A M. le Médecin de la Maison Centrale d'Albertville.

Monsieur le Docteur,

4· Observation · Lorsque j'eus l'honneur de vous rencontrer l'année dernière, vous me demandâtes où j'en étais avec ma santé ; je vous répondis : les uns me disent atteint de gastralgie, d'autres de gastrite chronique ; pour moi c'est une paresse d'estomac datant de 25 ans.

Après avoir suivi une foule de traitements, sans succès durable, je croyais qu'il n'y avait plus rien à faire.

Vous me conseillâtes alors l'usage prolongé des Eaux de FARETTE, à la dose d'un litre par jour ; j'en pris trois à quatre verres par matinée, pendant cinq mois, et encore avec de fréquentes interruptions ; en tout, environ cent litres.

Après les premières semaines, mes digestions furent moins laborieuses, je n'éprouvai plus de borborygmes, de gonflement, ni de pesanteur à l'estomac, mes douleurs de tête disparurent, et l'état général des fonctions organiques devint chaque jour plus satisfaisant.

BERNARDIN.

A ces observations intéressantes nous en ajoutons quelques-unes de notre clinique particulière; elles compléteront le cadre des gastralgies étudiées au point de vue de leurs causes si variées :

5· Observation T....., 46 ans, tempérament bilioso-nerveux au plus haut point, hémorrhoïdaire depuis de longues années.

A la suite de profonds chagrins et d'hémorrhagies répétées, il tomba dans un état d'anémie assez grave pour lequel on lui conseilla le traitement par les vins généreux, les ferrugineux, etc. Il ne tarda pas à se déclarer des symptômes de gastralgie avec retentissement du côté du cerveau, qui furent pris malheureusement pour une aggravation de la maladie primitive, tandis qu'ils n'étaient en réalité que le résultat d'un commencement d'alcoolisme.

Lorsqu'il vint me consulter, il accusait : inappétence complète, répugnance pour les viandes et toute espèce de nourriture solide, distention énorme et sonorité tympanique de l'estomac et des hypocondres, matité remarquable du lobe moyen du foie et de la rate, urines fréquentes et en petite quantité, constipation, céphalée habituelle, tremblement des membres supérieurs, faiblesse des membres inférieurs, soif continuelle, inextinguible, insomnie, sueurs nerveuses subites se dissipant subitement aussi, congestion hémorrhoïdale habituelle, facies jaune-paille.

Je prescrivis les toniques amers et l'Eau de FARETTE; l'amélioration ne commença à se manifester que vers le vingtième jour; mais depuis lors elle n'a cessé d'aller en s'accentuant davantage. Il a pris en tout 80 bouteilles d'eau; la guérison s'est maintenue depuis plus de deux ans, sans rechutes sérieuses ni au printemps, ni en automne.

6· Observation Mˡˡᵉ M....., 26 ans, tempérament lymphatico-nerveux dysménorrhéique.

Affectée depuis longtemps d'une constipation rebelle,

accompagnée de douleurs gravatives de la tête, inappétence et autres symptômes gastralgico-intestinaux, elle prit pendant un mois une bouteille par jour d'Eau de FARETTE, et la constipation disparut ainsi que les autres malaises.

Cette cure date de près de deux années.

Cette observation est d'autant plus remarquable que tout le monde sait combien sont longues et difficiles à guérir les constipations chroniques.

On prétend que les Eaux de **FARETTE** sont trop faiblement minéralisées, ainsi que le démontrerait leur insapidité complète, pour agir efficacement comme agent thérapeutique.

Nous possédons à ce sujet plusieurs observations remarquables d'intolérance ; nous n'en rapporterons qu'une ; elle pourra servir de type :

7ᵉ Observation   Mˡˡᵉ de B....., 30 ans, douée d'un tempérament nerveux au plus haut degré, mis au service d'une intelligence rare, souffre depuis dix ans de symptômes gastralgiques excessivement douloureux, avec exacerbations irrégulières, sans causes appréciables, retentissement pénible vers le cerveau, accompagné de prostration complète, inappétence, algidisme habituel, facies jaunâtres, selles rares.

Cette intéressante malade suivait un traitement par les Eaux de Salins ; je crus utile de prescrire concurremment celles de FARETTE, à l'intérieur, à dose réfractée, deux verres par jour. A notre grand étonnement mutuel, il se produisit des symptômes caractéristiques d'intoxication arsenicale. Nous suspendîmes le traitement pendant plusieurs jours, pour le reprendre à la dose de deux cuillerées à bouche seulement ; les mêmes symptômes, moins accentués, il est vrai, se manifestèrent encore, et nous dûmes cesser le traitement.

Le champ des observations s'agrandit tous les jours, grâce à l'obligeance de plusieurs confrères qui ont bien voulu prendre en considération notre modeste travail d'initiative.

Nous pouvons citer ici des noms illustres dans la pratique des Eaux thermales : MM. les docteurs Blanc, d'Aix-les-Bains; Binet et Dufresne, de Genève; Noack fils et Berne, professeurs à la Faculté de Lyon.

L'expérimentation va se continuer sur une large échelle dans les hôpitaux et dans la polyclinique. Nous-même nous avons continué à les prescrire toujours très avantageusement dans notre clientèle particulière, spécialement pendant la saison thermale de Brides et de Salins.

Nous donnons ici sommairement quelques nouvelles observations des plus remarquables:

8· Observation   Mme....., dyspepsie à base anémique, accompagnée de céphalée habituelle, coïncidant avec la ménopause; moral abattu, insomnie.—A fait une saison à Salins pendant laquelle je lui ai prescrit l'eau de FARETTE, dont elle a continué l'usage pendant trois mois. — Guérie, ainsi qne j'ai pu m'en assurer.

9· Observation   M....., maladie hémorrhoïdaire, congestion céphalique, tympanité exagérée, fréquente envie d'uriner, digestion intestinale très lente, douleurs lombaires, crampes et fourmillement dans les membres inférieurs, morosité. - Bains de Salins et Eaux de FARETTE, ces dernières continuées un mois après le traitement thermal. — Guéri.

10· Observation   Mme....., habitus arthritique, hémorrhagique; anémie profonde et accès d'asthme essentiel fréquents; sensibilité très exaltée ; grande impressionnabilité au froid; dyspepsie. — N'a pu tolérer les Eaux de Salins. Je lui prescrivis celles de FARETTE ; une amélioration remarquable ne tarda pas à s'opérer dans l'état si grave de cette intéressante et énergique malade. Elle est maintenant très bien et continue à faire, tous les deux mois, usage de l'eau de FARETTE pendant trois semaines.

11· Observation Mme B....., bronchite chronique avec dépérissement, dyspepsie, fièvre habituelle, crachement de sang, lienterie. Cette pauvre malade que l'on croyait vouée à une mort prochaine, est maintenant très bien portante, grâce à un traitement de quatre mois par les Eaux de FARETTE, ainsi qu'elle le raconte à tout le monde.

Ces observations typiques doivent faire réfléchir les sceptiques, les hommes qui ont conservé le culte des odeurs, des saveurs et des masses dans les agents médicamenteux.

On dit les Eaux de **FARETTE** trop faiblement minéralisées : quoique nous attachions peu d'importance à cette objection, nous voulons cependant y répondre par un tableau comparatif; la conclusion sera facile. Voici quelques analyses d'Eaux bien connues :

Farette	0,372
Gastein	0,333
Schlangenbad	0,322
Bains	0,302
Plombières	0,298
Saint-Christan	0,297
Forges	0,270

Évian.	0,259
Foncaude.	0,186
Charbonnières. . .	0,153
Panticosa.	0,136
Bagnoles	0,130

Ces chiffres n'ont pas besoin de commentaires.

Et comme dernier corollaire, nous dirons de ces Eaux ce que nous écrivions, il y a vingt ans, de nos Eaux de Salins, qui n'étaient alors que d'illustres inconnues : « l'avenir leur appartient.

PARIS. — TYP. PAIRAULT & Cⁱᵉ, 3, PASSAGE NOLLET